BEI GRIN MACHT SICH IHR WISSEN BEZAHLT

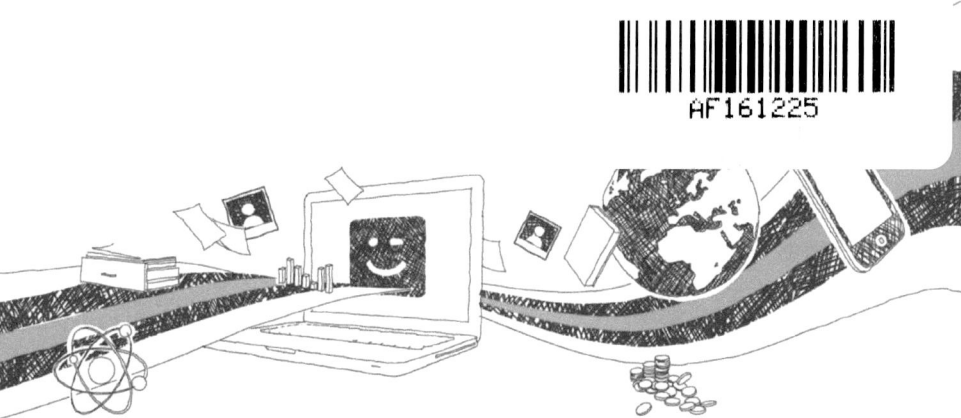

- Wir veröffentlichen Ihre Hausarbeit, Bachelor- und Masterarbeit

- Ihr eigenes eBook und Buch - weltweit in allen wichtigen Shops

- Verdienen Sie an jedem Verkauf

Jetzt bei www.GRIN.com hochladen und kostenlos publizieren

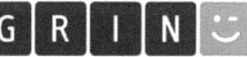

Bibliografische Information der Deutschen Nationalbibliothek:

Die Deutsche Bibliothek verzeichnet diese Publikation in der Deutschen Nationalbibliografie; detaillierte bibliografische Daten sind im Internet über http://dnb.d-nb.de/ abrufbar.

Dieses Werk sowie alle darin enthaltenen einzelnen Beiträge und Abbildungen sind urheberrechtlich geschützt. Jede Verwertung, die nicht ausdrücklich vom Urheberrechtsschutz zugelassen ist, bedarf der vorherigen Zustimmung des Verlages. Das gilt insbesondere für Vervielfältigungen, Bearbeitungen, Übersetzungen, Mikroverfilmungen, Auswertungen durch Datenbanken und für die Einspeicherung und Verarbeitung in elektronische Systeme. Alle Rechte, auch die des auszugsweisen Nachdrucks, der fotomechanischen Wiedergabe (einschließlich Mikrokopie) sowie der Auswertung durch Datenbanken oder ähnliche Einrichtungen, vorbehalten.

Impressum:

Copyright © 2004 GRIN Verlag
Druck und Bindung: Books on Demand GmbH, Norderstedt Germany
ISBN: 9783638649209

Dieses Buch bei GRIN:

https://www.grin.com/document/26842

Franziska Bittner

Die ökonomische Wohlfahrtstheorie: Ökonomische Grundlagen zur Ressourcenknappheit und zur Verwendung von Ressourcen im Wirtschaftsprozess

GRIN Verlag

GRIN - Your knowledge has value

Der GRIN Verlag publiziert seit 1998 wissenschaftliche Arbeiten von Studenten, Hochschullehrern und anderen Akademikern als eBook und gedrucktes Buch. Die Verlagswebsite www.grin.com ist die ideale Plattform zur Veröffentlichung von Hausarbeiten, Abschlussarbeiten, wissenschaftlichen Aufsätzen, Dissertationen und Fachbüchern.

Besuchen Sie uns im Internet:

http://www.grin.com/

http://www.facebook.com/grincom

http://www.twitter.com/grin_com

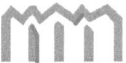

Fachhochschule Neubrandenburg

Fachbereich Pflege und Gesundheit

Studiengang Gesundheitswissenschaften

DIE ÖKONOMISCHE WOHLFAHRTSTHEORIE: ÖKONOMISCHE GRUNDLAGEN ZUR RESSOURCENKNAPPHEIT UND ZUR VERWENDUNG VON RESSOURCEN IM WIRTSCHAFTSPROZESS

Schriftliche Hausarbeit

Franziska Bittner

02.Dezember 2003

Inhaltsverzeichnis

1	Einleitung: Zielsetzung der Wohlfahrtstheorie	3
2	Das Marktgleichgewicht – eine effiziente Allokation?	5
2.1	Die Konsumentenrente	5
2.2	Die Produzentenrente	6
2.3	Markteffizienz und Marktversagen	8
3	Problem der Wohlfahrtsmessung	10
4	Die soziale Wohlfahrtsfunktion	13
5	Das Verteilungsproblem: Effizenz und Gerechtigkeit	15
5.1	Konzept der fairen Allokation	15
5.2	Die sechs Verteilungskriterien nach C. Perelam	18
5.3	Der Trade-off zwischen dem Effizienz- und dem Verteilungsziel	21
6	Die politische Philosophie der Einkommensumverteilung	23
6.1	Utilitarismus	23
6.2	Der egalitäre Liberalismus – John Rawls	24
7	Fazit	28
8	Literaturverzeichnis	30
	Anhang	32
	Eidesstattliche Erklärung	33

1 Einleitung: Zielsetzung der Wohlfahrtstheorie

In vielen entwickelten Volkswirtschaften gibt es heutzutage kaum noch wirtschaftliche Aktivitäten, die nicht in irgendeiner Weise mit dem Wirken des Staates verknüpft sind[1]. So erfordert der beträchtliche Anteil des Staates am wirtschaftlichen Leben einer modernen Gesellschaft und der damit verbundene Einfluss hinsichtlich der Verwendung ihrer Ressourcen einen verantwortungsvollen – v.a. aber einen ökonomisch rationalen – Umgang mit dieser Macht. Die Wirkungen staatlicher Maßnahmen stehen zudem zunehmend im Interesse der Öffentlichkeit, so dass sich die Regierungen immer mehr „genötigt" sehen, die ökonomische Sinnhaftigkeit staatlicher Aktivitäten zu rechtfertigen.[2] Hierbei ergibt sich eine Grundfrage, die immer wieder gestellt wird: „Geht es einer Gesellschaft nach Durchführung einer bestimmten staatlichen Maßnahme „besser" als zuvor oder nicht?"[3]

Zur Beantwortung dieser Frage bedarf es der ökonomischen Evaluation (der Maßnahmen), welche wiederum auf der ökonomischen Wohlfahrtstheorie beruht. Ausgangspunkt dieser Theorie ist die Ressourcenknappheit und die Frage der Verwendung der Ressourcen im Wirtschaftprozess.[4] Das Kernanliegen der ökonomischen Theorie besteht darin, Aussagen darüber zu treffen, wie die in einer Gesellschaft zur Verfügung stehenden knappen Mittel optimal genutzt werden können.[5] Die *Wohlfahrtstheorie* versucht weiterführend zu beschreiben, unter welchen Bedingungen die Wohlfahrt bei Allokationsänderungen von Ressourcen verbessert werden kann, welche Möglichkeiten es überhaupt gibt Wohlfahrtsänderungen zu messen und unter welchen Bedingungen ein gesellschaftliches Optimum der Allokation erreicht wird.[4]
Werden Versorgungsleistungen beispielsweise mit einem geringst möglichen Mitteleinsatz erstellt, so ist die Rede von *technischer Effizienz*. Die *Kosten-*

---

[1] Hier zählen z.B. regulative und steuerliche Maßnahmen, die staatliche Bereitstellung von Gütern und Dienstleistungen, die Rationierung oder gar der Verbot bestimmter Güter, aber auch Subventionen.

[2] (vgl.: Alheim, M.; Rose, M., 1992, S. 1)

[3] (Alheim, M.; Rose, M., 1992, S.1)

[4] (vgl.: Leidl, 2003, S. 2)

[5] (vgl.: Schernikau, F., 1992, S.1)

Effektivität bezieht darüber hinaus die Preise mit ein, sodass hiernach die Versorgungsleistungen mit einem Minimum an Kosten erstellt werden oder mit einem bestimmten Budget ein Maximum an Versorgungsleistung erreicht wird.[6] Die *Kosten-Effizienz* schließt schließlich die technische Effizienz mit ein[4].

Neben der Kosten-Effektivität und -Effizienz muß nach der *allokativen Effizienz* die Versorgungsleistung auch den Präferenzen des Patienten entsprechen.[7] In diesem Kontext steht die *globale Effizienz*. Diese besteht dann, wenn die Leistung einerseits technisch effizient produziert wird, andererseits es sich aber auch um die Leistung handelt, die ein vollständig und fachkundig informierter Verbraucher oder Patient beziehen wollen würde und für deren Leistung er – beispielsweise im Rahmen einer Krankenversicherung – zu zahlen bereit wäre.[4]

Wie wirkt sich das Problem der Ressourcenknappheit auf den Gesundheitssektor aus?

Im Gegensatz zu anderen Wirtschaftszweigen, in denen der technische Fortschritt zu einem effizienteren Umgang mit den Ressourcen und damit zu Einsparungen führt, liegt es im Wesen des Gesundheitswesens, dass moderne wissenschaftliche Erkenntnisse und bessere Technologien mittels präziser Diagnostik eine zusätzliche Nachfrage schaffen. Auf diese Weise können Krankheiten früher, genauer und besser erkannt werden. Heutzutage können Krankheiten diagnostiziert und oft aufwendig und langwierig behandelt werden, die früher nicht einmal bemerkt wurden. Betroffene Menschen starben und benötigten von daher keine gesundheitlichen Leistungen. Das Angebot im Gesundheitswesen schafft sich heute also eine eigene Nachfrage. Bezogen auf die Knappheit der Ressourcen könnte geschlussfolgert werden, dass der Erfolg der Medizin unser heutiges finanzielles Problem darstellt![8]

In Hinblick auf die wissenschaftlichen technologischen Möglichkeiten (die im Gegensatz zum medizinisch-technischen Fortschritt relativ genau abschätzbar sind), der demographischen Entwicklung und der Knappheit der Ressourcen gilt

---

[6] Hierbei ist zu beachten, dass Max- und Minprinzip nicht gleichzeitig verwirklicht werden können.

[7] Weiteres hierzu siehe Kapitel 5

[8] (vgl.: Rathje, E., 2001, S.1)

es Seitens des Staates zu entscheiden, welche bestimmten medizinischen Verfahren bezogen auf den Patienten zur Anwendung kommen, d.h. welche Leistungen von den gesetzlichen Krankenkassen getragen werden und für welche die Patienten selbst aufkommen müssen.[8]

Ausgehend von der Problematik der Ressourcenknappheit sollen im Rahmen dieser Arbeit als nächstes kurz einige theoretische Grundlagen einer effizienten Ressourcenallokation vorgestellt werden, dem sich die Problematik der Wohlfahrtsmessung anschließt. Vor diesem Hintergrund gilt es – als Hauptanliegen dieser Arbeit – die Frage nach einer effizienten Verteilungsgerechtigkeit von Leistungen (z.B. Gesundheitsleistungen) aufzugreifen. Dieses Themengebiet soll anhand der sozialen Wohlfahrtsfunktion, der fairen Allokation, den 6 Verteilungskriterien nach C. Perelam und dem Trade-off zwischen dem Effizienz- und Verteilungsziel bearbeitet werden. Abschließend erfolgt eine kurze Darstellung des Utilitarismus und des egalitären Liberalismus – mit letzterem also eine kurze Reflexion der rawlschen Gerechtigkeitstheorie:

2 Das Marktgleichgewicht – eine effiziente Allokation?

Wie beeinflusst die Allokation von Ressourcen die wirtschaftliche Wohlfahrt einer Gesellschaft[9] und ist die Allokation der Ressourcen, so wie sie durch freie Märkte geschieht, letztlich wünschenswert?[10]

Zur Beantwortung dieser Fragen gilt es zunächst die Grundwerkzeuge der Nationalökonomen – die Konsumenten- und Produzentenrente – näher zu betrachten. Dies ermöglicht wiederum die Wohlfahrt von Käufern und Verkäufern auf den Märkten zu beurteilen.[10]

2.1 Die Konsumentenrente

Ausgangspunkt der Konsumenten- und Produzentenrente stellt das *Marktgleichgewicht* bei vollkommener Konkurrenz dar. Hierbei handelt es sich um

---

[9] (vgl.: Mankiw, N. G., 1999, S.153)

[10] (vgl.: Mankiw, N. G., 1999, S. 165)

eine Situation, in der Angebot und Nachfrage gleich sind, so dass es für Produzenten, wie auch Konsumenten keinen Anreiz gibt ihr Verhalten zu verändern – die Verhaltensweisen der Nachfrager und Anbieter sind demnach kompatibel. So könnte man beispielsweise von einem Preis, der kein Gleichgewichtspreis ist nicht erwarten, weiter zu bestehen, da zumindest einige Akteure einen Anreiz hätten ihr Verhalten zu verändern[11].[12]

Der normale Verlauf einer Nachfragekurve zeigt an, dass durchaus Transaktionen zustande kommen könnten, wenn der Preis über dem Gleichgewichtspreis liegt. Denn einige Nachfrager sind <u>bereit</u> für ein Gut, aus dem sie einen entsprechend hohen Nutzen ziehen, einen relativ hohen Preis zu entrichten[13]. Liegt der Marktpreis jedoch unter der Zahlungsbereitschaft des Konsumenten, so bezeichnet man den Vorteil, der für die Nachfrager daraus resultiert, dass sie nur einen geringeren Preis zahlen müssen, als Konsumentenrente[14].[15] Bei einem Marktgleichgewicht ergibt sich die Konsumentenrente aller Käufer in diesem Markt aus der Gesamtfläche unterhalb der Nachfragekurve und oberhalb des Marktpreises (siehe Abb.1).[16]

2.2 Die Produzentenrente

Analog zur Konsumentenrente ergibt sich die *Produzentenrente*. Diese entsteht, weil ein Teil der Anbieter ein bestimmtes Gut zu einem geringeren Preis – z.B.

---

[11] z.B.: Gut A ist teurer als Gut B, so dass für Gut A die Nachfrage kleiner als das Angebot ist. In diesem Fall werden einige Anbieter die erwarteten Mengen nicht verkaufen können, so dass die einzige Möglichkeit mehr zu verkaufen darin besteht, die Preise zu senken. Verkaufen nun alle Anbieter identische Güter, und ein Anbieter diese zu niedrigeren Preisen verkauft, so müssen die anderen Anbieter ebenfalls die Preise senken. Das Überschussangebot übt damit einen Druck auf den Marktpreis nach unten aus. Erst wenn die Nachfrage dem Angebot entspricht, wird der Markt sich in einem Gleichgewicht befinden.

[12] (vgl.: Varian, H. R., 2001, S. 275f.)

[13] Sicher können sich derartige Nachfrager das Gut leisten, da sie über die entsprechende Kaufkraft verfügen.

[14] Also die Differenz zwischen der Zahlungsbereitschaft und dem Marktpreis.

[15] (vgl.: Fritsch, M; Wein, T.; Ewers, H.-J., 2001, S. 55)

[16] (vgl.: Mankiw, N. G., 1999, S. 158)

weil das Gut bei relativ niedrigen Kosten produziert wird – als dem Marktpreis bereitstellen würde. Die Mindestforderungen des Anbieters ergeben sich hierbei aus der Angebotskurve, die veranschaulicht, welche zusätzlichen Kosten dem Anbieter bei zusätzlichen Mengeneinheiten entstehen. Die Angebotskurve stellt demnach eine „aggregierte Kurve der individuellen Grenzkosten" dar. Die Produzentenrente ergibt sich von daher aus der Differenz zwischen dem Marktpreis und demjenigen Preis, zu dem ein Anbieter zur Transaktion bereit wäre.[17] Bei einem Marktgleichgewicht ergibt sich die Produzentenrente also aus der Gesamtfläche oberhalb der Angebotskurve und unterhalb des Marktpreises (siehe Abb.1).

Abbildung 1: Konsumentenrente, Produzentenrente und sozialer Überschuss

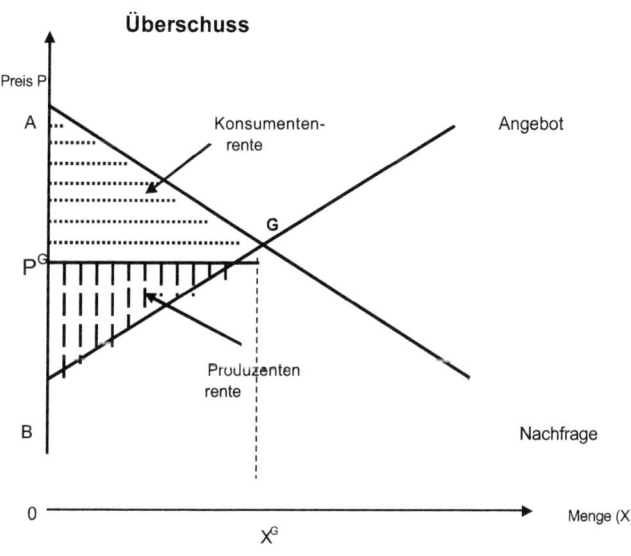

(Quelle: Fritsch, M.; Wein, T.; Ewers, H.-J.; 2001, S. 56)

---

[17] (vgl.: Fritsch, M; Wein, T.; Ewers, H.-J., 2001, S. 56)

2.3 Markteffizienz und Marktversagen

„Die Summe aus Konsumenten- und Produzentenrente wird als *sozialer Überschuss* bezeichnet, den man als ein Maß für die mit der Bereitstellung des betreffenden Gutes bewirkte Wohlfahrtssteigerung der Gesellschaft interpretieren kann."[18]

Der soziale Überschuss entspricht demnach der Fläche AGB in Abbildung 1. Wie aus Abbildung 1 weiterhin hervorgeht, ist die Fläche AGB um so geringer (und damit auch der soziale Überschuss), je kleiner die auf dem Markt umgesetzte Menge ist. Da diese Menge in einem Marktgleichgewicht jedoch maximal ist, ist der soziale Überschuss hier am höchsten. Demnach ist das Marktgleichgewicht der gesamtwirtschaftlich vorteilhafteste Zustand, so dass er das unter den gegebenen Umständen erzielbare *Wohlfahrtsmaximum* darstellt.[19]

Ist eine derartige Allokation der Ressourcen im Markgleichgewicht nun effizient?[20] Ja, denn das Marktgleichgewicht maximiert die Summe der gesamtgesellschaftlichen Konsumenten- und Produzentenrente, so dass das Gleichgewichtsergebnis eine effiziente Allokation der Ressourcen darstellt.[21] So ist – nach dem 1. Hauptsatz der Allokationstheorie – jedes Wettbewerbsgleichgewicht pareto-effizient.[22] „Der Zustand der vollständigen Konkurrenz bewirkt auf den Märkten für private Güter eine maximale Bedürfnisbefriedigung der Gesellschaftsmitglieder"[23]. Allerdings impliziert Pareto-Effizienz nicht, dass gleiche bzw. gerechte Verteilungsverhältnisse vorliegen, d.h. die Güter können ebenso gut extrem ungleich verteilt sein.[24]

---

[18] (Fritsch, M; Wein, T.; Ewers, H.-J., 2001, S. 57)

[19] (vgl.: Fritsch, M; Wein, T.; Ewers, H.-J., 2001, S. 57)

[20] (vgl.: Mankiw, N. G., 1999, S. 168)

[21] (vgl.: Mankiw, N. G., 1999, S. 170)

[22] (vgl.: Hagel, J., 1993, S.204)

[23] (Hagel, J., 1993, S.204)

[24] (vgl.: www.iew.unizh.ch, [Stand: 01.12.2003])

Hierbei sei jedoch zu beachten, dass die Aussagen über Effizienz im Marktgleichgewicht unter bestimmten Annahmen getroffen wurden. So wurde z.B. angenommen, dass es sich um Märkte mit vollständiger Konkurrenz handelt. In der Realität sind jedoch einzelne Käufer oder Verkäufer zur Beeinflussung der Marktpreise in der Lage. Eine derartige Markmacht kann zu Ineffizienz der Märkte führen, da sie ein Gleichgewicht zwischen Menge und Preis behindert.
Ebenso bestand u.a. die Annahme, dass die Marktergebnisse nur die Käufer und Verkäufer in jenem Markt tangieren. Tatsächlich treffen jedoch die Käufer- und Verkäuferentscheidungen oft auf Menschen, die gar keine Marktteilnehmer sind. Die Rede ist von externen Effekten, die sowohl im Konsumbereich[25], als auch im Produktionsbereich[26] vorzufinden sind. Vom Standpunkt der Gesellschaft können Marktgleichgewichte von daher ineffizient sein. Derartige Phänomene des Marktversagens sind Beispiele für die Unfähigkeit einiger selbstgesteuerter Märkte zur effizienten Ressourcenallokation.[27]

In solchen Fällen bedarf es der Regulation von Seiten des Staates, der neben der Problematik einer effizienten Allokation von Ressourcen bei knappen Mitteln mit der Frage einer gerechten Ressourcenverteilungen konfrontiert ist. Bevor wir uns mit dem Problem einer effizienten und gerechten Verteilung von Ressourcen beschäftigen, gilt es vorab kurz das Problem der Wohlfahrtsmessung aufzugreifen und kurz die soziale Wohlfahrtsfunktion zu reflektieren:

---

[25] **positive externe Effekte** → „wenn Güter und Dienstleistungen nicht nur dem eigentlichen Konsumenten nützen, sondern auch seinen Mitmenschen." (Blohm, D., 1991, S.27)
   Negative externe Effekte → „wenn der Konsum von Gütern und Dienstleistungen den Mitmenschen Schaden zufügt." (Blohm, D., 1991, S.27)

[26] **Positive externe Effekte** → „wenn von der Produktionsausdehnung eines Betriebes andere Betriebe unentgeltlich begünstigt werden." (Blohm, D., 1991, S.27)
   Negative externe Effekte → „wenn von der Produktionsausdehnung eines Betriebes andere Betriebe benachteiligt werden, ohne dass sie vom Verbraucher dafür eine Entschädigung erhalten." (Blohm, D., S. 28)

[27] (vgl.: Mankiw, N. G., 1999, S. 170f.)

3 Problem der Wohlfahrtsmessung

„Wohlstandsmehrung kann von den dafür politisch Verantwortlichen nur dann sinnvoll betrieben werden, wenn Wohlstand und damit Wohlstandsänderungen messbar sind."[28]

Ohne entsprechende Messmöglichkeiten sind jedoch alle Behauptungen über den wohlfahrtssteigernden Charakter von wirtschaftlichen Maßnahmen nicht nachprüfbar.[29]

Wirtschaftlicher Wohlstand wird durch den Nutzen gemessen, den Güter und Dienstleistungen ihren Konsumenten stiften. So geht die *ältere Wohlfahrtsökonomie* davon aus, dass der Nutzen einerseits in Geldeinheiten messbar und damit ein Maß für die soziale Wohlfahrt sei, andererseits aber auch interpersonell vergleichbar (also kardinal messbar) und aggregierbar sei.[30]

Eine *kardinale Nutzenmessung* würde interpersonelle Nutzenvergleiche ermöglichen, d.h. sie könnte Auskunft über das Ausmaß der Nutzengewinne bestimmter Individuen und der Nutzenverluste anderer Individuum geben. Ein Inbegriff für Kardinalität besteht demnach in dem Vergleich von Nutzendifferenzen, die objektive Nutzenmessungen erfordern würden. Das Problem besteht jedoch darin, dass unter dem bisherigen Kenntnisstand kein Betrachter auf diesem Gebiet eine „wie auch immer geartete „Objektivität" für seine Nutzeneinschätzung in Anspruch nehmen kann" (Sohmen, E., 1992, S.28). Sohmen (1976) spricht von daher von immanenten Schwierigkeiten objektive Maßstäbe für die Nutzenmessung anzuwenden.[31]

Im Gegensatz zur älteren Wohlfahrtsökonomik geht die Neuere davon aus, dass der individuelle Nutzen von Gütern und Dienstleistungen nur *ordinal* messbar ist. So wird in der *neueren Wohlfahrtsökonomie* mittels eines behavioristischen

---

[28] (Blohm, D., 1991, S.8)

[29] (vgl.: Blohm, D., 1991, S.8)

[30] (vgl.: www.utilitarismus.de/Diphneu.htm, [Stand: 04.11.2003])

[31] (vgl.: Sohmen, E., 1992, S.27f.)

Verfahrens[32] gemessen, ob der Nutzen und damit der Wohlstand des Individuums durch wirtschaftliche Maßnahmen steigt oder nicht (siehe Anhang Beispiel 1). Der Nutzenbegriff wird in der neueren Wohlfahrtsökonomie damit zu einer Beschreibung eines Wahlverhaltens des Individuums. Anhand dieses Beispiels wäre es z.b. unzulässig, die Ordnungszahlen 1., 2., 3. zu addieren und daraus den Gesamtnutzen von 6 Nutzeneinheiten zu schließen. Wesentlich hierbei ist, dass die erste Zahl kleiner als die zweite ist und die zweite wiederum kleiner als die dritte. Diese durch die Beobachtung festgestellte Ordnung sagt nur aus, dass der Nutzen – übertragen auf Beispiel 1 – des blauen Rockes größer ist als der Nutzen des roten Rockes, und dass der Nutzen des roten Rockes wiederum größer ist als der von 30 Euro. Aus dem beobachtbaren Verhalten des Individuums kann jedoch nur geschlossen werden, ob sich der Nutzen des Individuums verändert hat, nicht um wie viele Nutzeneinheiten! Der Nutzen bzw. der Wohlstand des Individuums kann nicht in Kardinalzahlen gemessen werden, sondern nur ordinal – also in Ordnungszahlen. So sind bei der ordinalen Messung keine Nutzenvergleiche zwischen Individuen möglich. Denn wenn durch irgendeine Maßnahme bei einem Individuum der Nutzen steigt und bei einem anderen sinkt, so kann der Nutzenzuwachs nicht mit der Nutzeneinbuße verglichen werden – dies wäre nur bei der kardinalen Nutzenmessung möglich! (siehe Anhang Beispiel 2)[33]

Allerdings gib es nach dem augenblicklichen Stand des nationalökonomischen Wissens keinerlei Handhaben, die einen interpersonellen Vergleich individueller Nutzenmaße ermöglichen würden. Eine derartige Vergleichbarkeit wäre jedoch die Vorraussetzung für den Versuch[34], „durch Aggregation individueller Präferenzen zu einem gesamtgesellschaftlichen Wohlfahrtsindex zu gelangen"[35] (siehe Problematik der sozialen Wohlfahrtsfunktion).

---

[32] d.h. der Wohlfahrtsökonom liest am für seine Mitmenschen beobachtbaren Verhalten des Individuums dessen Wohlstandsänderungen ab

[33] (vgl. Blohm, D., 1991, S.9)

[34] (vgl.: Sohmen, E., 1992, S.364)

[35] (Sohmen, E., 1992, S. 364)

Unter Umgehung interpersoneller Nutzenvergleiche kam Vilfredo Pareto auf eine Idee, die das Ziel verfolgte, die Wohlstandssteigerung einer wirtschaftlichen Maßnahme doch messbar zu machen:[36]

„Der wirtschaftliche Wohlstand einer Gesellschaft steigt, wenn dadurch der Nutzen wenigstens eines Gesellschaftsmitgliedes steigt, ohne dass der Nutzen anderer Mitglieder der Gesellschaft sinkt"
(= 1. Paretokriterium).[37]

Aus dieser Definition der Wohlstandssteigerung ergibt sich ein weiteres Kriterium, nämlich für einen optimalen wirtschaftlichen Wohlstand:

„Der höchste wirtschaftliche Wohlstand ist dann erreicht, wenn bei keinem Gesellschaftsmitglied eine Wohlstandssteigerung ohne gleichzeitige Wohlstandseinbußen bei anderen Gesellschaftsmitgliedern mehr möglich ist"
(= 2. Paretokriterium).[38]

Dieser Zustand wird auch als *sozialökonomisches Optimum* bezeichnet. Mit Hilfe der ordinalen Nutzenmessung können demnach nur solche wirtschaftlichen Maßnahmen als positiv für den gesellschaftlichen Wohlstand erachtet werden, welche die Zustimmung aller Gesellschaftsmitglieder finden. Demnach liegt der neueren Wohlfahrtsökonomik eine individualistische soziale Wohlfahrtsfunktion zugrunde.[39]

---

[36] (vgl.: Blohm, D., 1991, S.10)

[37] (Blohm, D., 1991, S.10)

[38] (Blohm, D., 1991, S.10)

[39] (vgl.: Blohm, D., 1991, S.10)

4 Die soziale Wohlfahrtsfunktion

Die *soziale Wohlfahrtsfunktion* stellt eine Funktion individueller Nutzen-funktionen: $W(u_1(x), ..., u_n(x))$ dar. Sie ermöglicht die Reihung verschiedener Allokationen, „die nur von den individuellen Präferenzen abhängt und eine steigende Funktion des Nutzens jedes Individuums ist."[40]

Ein Beispiel hierfür ist die Wohlfahrtsfunktion des klassischen Utilitaristen Bentham, welche die individuellen Nutzenfunktionen aufsummiert:[41]

$$W(u_1, ..., u_n) = \sum_{i=1}^{n} u_i$$

Um eine leichte Verallgemeinerung dieser Funktion handelt es sich bei der nächsten Form einer Wohlfahrtsfunktion:[41]

$$W(u_1, ..., u_n) = \sum_{i=1}^{n} a_i \, u_i$$

Die Gewichte $a_1, ..., a_n$ sollen hierbei Zahlen sein, die angeben, „wie wichtig der Nutzen jedes Akteurs für die gesamte Wohlfahrt ist". a_i ist selbstverständlich als positiv anzunehmen.

Eine weitere interessante Wohlfahrtsfunktion stellt die Minimax- bzw. Rawl'sche soziale Wohlfahrtsfunktion dar:[41]

$$W(u_1, ..., u_n) = \min \{u_1, ..., u_n\}$$

Die soziale Wohlfahrt einer Allokation hängt nach dieser Wohlfahrtsfunktion nur von der Wohlfahrt des am schlechtesten gestellten Akteurs ab – der Person mit dem minimalen Nutzen.[41]

---

[40] (Varian, H., R., 2001, S. 545)

[41] (vgl.: Varian, H., R., 2001, S. 545)

Jede dieser aufgezeigten Formen stellt eine Möglichkeit dar, individuelle Nutzenfunktionen zu vergleichen, wobei jede unterschiedliche ethische Werturteile über den Vergleich der Wohlfahrt verschiedener Akteure enthält.[41]

An dieser Stelle sei auf ein Problem der Wohlfahrtsökonomie hingewiesen, das da lautet: Wie hat man sich den Übergang von den individuellen zu den gesellschaftlichen Präferenzen vorzustellen? So besteht einerseits in der Ökonomie die allseitige Akzeptanz dahingehend, dass der einzelne selbstbezogen versucht, seine individuellen Belange nach einer rationalen Zweck-Mittel-Abwägung durchzusetzen. Andererseits steht diesem „anerkannten Individualismus [jedoch] (...) schroff die Forderung nach einer Maximierung der gesellschaftlichen Wohlfahrt gegenüber" (Kötter, R., 1984, S.82)! So stellt sich im utilitaristischen Sinne der Zustand des gesellschaftlichen Optimums nicht wie etwa der pareto-optimale Zustand unter den Bedingungen vollständiger Konkurrenz automatisch ein – wenn die einzelnen selbstbezogen und rational handeln! Das gesellschaftliche Nutzenmaximum lässt sich lediglich durch aktives, auf dieses Ziel ausgerichtete Handeln erreichen[42]. In diesem Sinne ist es also erforderlich, seine Entscheidungen auf die Maximierung der gesellschaftlichen Wohlfahrt auszurichten. Das Ziel der gesamtwirtschaftlichen Wohlfahrtsmaximierung steht demnach vor dem Ziel der individuellen Wohlfahrtsmaximierung! „Man steht also vor dem Dilemma:
Einerseits beurteilt man eine Gesellschaft, deren gesellschaftliche Wohlfahrt maximiert ist, als gut oder gerecht im weiteren Sinne, andererseits kennt man keine Argumente, um den einzelnen, deren Selbstbezogenheit man ja akzeptiert, zum Streben nach gesellschaftlicher Wohlfahrt zu bewegen."[43]

Die Frage lautet also – mit dem dieses Kapitel zugleich beendet werden soll – wie ein gesamtgesellschaftliches Wohlfahrtsmaximum erreicht werden kann, unter dem Gesichtspunkt der Maximierung der Wohlfahrt eines jeden Individuums einer Gesellschaft.

---

[42] (vgl.: Kötter, R., 1984, S.82)

[43] (Kötter, Rudolf, 1984, S.82)

5 Das Verteilungsproblem: Effizienz und Gerechtigkeit

Bezugnehmend auf das Kapitel der sozialen Wohlfahrtsfunktion, wird der Verteilungsaspekt bei einer additiven Verknüpfung der individuellen Nutzenfunktionen zu einer sozialen Wohlfahrtsfunktion ($W = \sum u^j$) vollkommen vernachlässigt. Andere soziale Wohlfahrtstheorien – z.B. nach J.F. Nash und J. Rawls – berücksichtigen eine Ungleichheitsaversion, die sich in einer stärkeren Gewichtung der Individuen mit einem geringen Nutzenniveau ausdrückt. Dennoch sind aus den angebotenen sozialen Wohlfahrtsfunktionen keine eindeutigen Verteilungsregeln abzuleiten![44]

5.1 Konzept der fairen Allokation

Das Konzept einer Wohlfahrtsfunktion stellt zudem eine sehr allgemeine Möglichkeit dar, die gesellschaftliche Wohlfahrt zu beschreiben, so dass sie für die Entscheidung, welche Arten ethischer Beurteilungen sinnvoll sein könnten, von nur geringem Nutzen ist. Ein anderer Ansatz besteht in der Analyse fairer Allokationen. Hierbei gilt es zunächst, den Begriff der fairen Allokation zu definieren, um darauf aufbauend die Implikationen ökonomischer Verteilungen zu untersuchen[45]:

Wir beginnen mit der Annahme, dass in einer Ausgangssituation eine bestimmte Anzahl von Gütern zur Verfügung stehen, die fair auf n Personen aufgeteilt werden sollen, wobei alle Personen die Güter gleichermaßen verdienen. Wie würde solch eine Verteilung aussehen? Es ist wahrscheinlich, dass die Mehrzahl der Menschen die Güter gleichmäßig auf die n Akteure aufteilen würden. Was macht den Gedanken der Gleichverteilung so attraktiv? Ein interessantes Merkmal ist die Symmetrie, da alle genau dasselbe besitzen. Jedem Akteur gehört dasselbe Güterbündel und kein Akteur bevorzugt das Güterbündel eines anderen Akteurs gegenüber seinem eigenen. Allerdings wird die Gleichverteilung nicht notwendigerweise pareto-effizient sein. Weisen die Individuen unterschiedliche Präferenzen auf, so werden sie im Allgemeinen von einer Gleichverteilung aus

---

[44] (vgl.: Hagel, J., 1993, S.256)

[45] (vgl.: Varian, H.R., 2001, S. 549)

weg tauschen wollen. Hieraus ergibt sich die Frage, ob – ausgehend von einer Gleichverteilung – die Symmetrie der Ausgangssituation durch den Tausch weiterhin Bestand hat oder nicht. Die Antwort lautet: nicht notwendigerweise[45] (siehe Besipiel[46]). Nicht jeder beliebige Tausch wird von daher, von der Gleichverteilung aus, notwendigerweise die Symmetrie des Ausgangspunktes erhalten[47].

Es könnte jedoch die Frage gestellt werden, ob es irgendeine Möglichkeit gibt, „zu einer Allokation zu gelangen, die gleichzeitig pareto-effizient und gerecht ist".[48]

Zunächst gilt es, die Begrifflichkeiten einer gerechten und fairen Allokation zu definieren: Eine Allokation wird als *gerecht* bezeichnet, „wenn kein Akteur das Güterbündel irgend eines anderen Akteurs gegenüber seinem eigenen bevorzugt."[48] Eine gleichverteilte Allokation hat hingegen die Eigenschaft, dass kein Akteur irgendeinen anderen beneidet – allerdings gibt es viele andere Allokationen, die dieselbe Eigenschaft aufweisen[47]. Eine derartige Situation wäre zwar gerecht, da keiner den anderen beneidet, aber nicht pareto-effizient! Eine Allokation ist schließlich als *fair* zu betrachten, wenn eine Situation einerseits gerecht und andererseits pareto-effizient ist[47].

Um zu bestimmen, wann eine Allokation gerecht ist oder nicht, genügt es die Allokation zu betrachten, die sich ergibt, wenn zwei Akteure ihr Güterbündel tauschen (siehe Abbildung 2). Liegt die vertauschte Allokation für jeden Akteur „unterhalb" seiner Indifferenzkurve der ursprünglichen Allokation, dann ist die ursprüngliche Allokation eine gerechte Allokation. Zudem ist die in Abbildung 2

---

[46] „Wir haben drei Personen, A, B und C. A und B haben denselben Geschmack, C einen anderen. Wir beginnen mit einer Gleichverteilung und nehmen an, dass A und C miteinander tauschen. Typischerweise werden sie dann beide besser gestellt sein. Nun wird jedoch B, die keine Gelegenheit hatte, mit C zu tauschen, A beneiden – das heißt, sie würde A`s Bündel gegenüber ihren eigenen bevorzugen. Obwohl A und B mit der gleichen Ausstattung begannen, hatte A mehr Glück durch ihre Möglichkeit zu tauschen, und das zerstört die Symmetrie der ursprünglichen Allokation." (Varian, H., R., 2001, S. 549f.)

[47] (vgl.: Varian, H., R., 2001, S. 550)

[48] (Varian, H., R., 2001, S. 550)

dargestellte Allokation pareto-effizient. Die Verteilung der Güterbündel dieser zwei Individuen ist von daher fair, da jede Person die faire Allokation gegenüber der vertauschten Allokation bevorzugt.[47]

Abbildung 2: Faire Allokationen

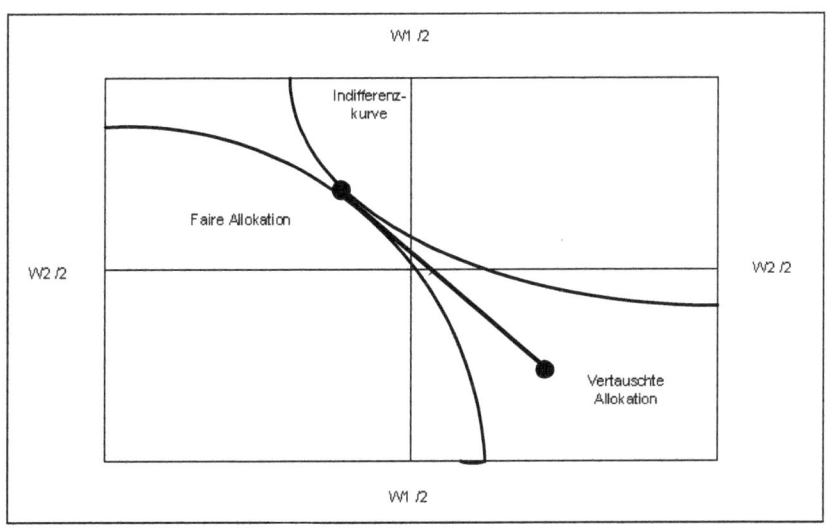

(Quelle: Varian, H., R. 2001, S. 551)

„IST DIESE ART DER ALLOKATION REINER ZUFALL ODER WERDEN FAIRE ALLOKATIONEN TYPISCHERWEISE EXISTIEREN?"[48]

Ausgehend von der Gleichverteilung der Güter, so ist es für A zum Beispiel nicht möglich B zu beneiden. Aus diesem Grund muß ein Konkurrenzgleichgewicht, das sich aus einer Gleichverteilung heraus entwickelt eine faire Allokation sein! Von daher wird der Markmechanismus eine bestimmte Art der Gleichheit aufrechterhalten:[49] „Wenn die ursprüngliche Allokation gleichverteilt ist, muss die endgültige Allokation fair sein."[50]

Hierbei sei jedoch kritisch anzumerken, dass sich dieser Ansatz auf das Konzept der vollkommenen Konkurrenz stützt und somit mit den Phänomenen des Marktversagens (externe Effekte, öffentliche Güter etc.) konfrontiert werden muß. Zudem ist es relativ realitätsfern davon auszugehen, dass grundsätzlich Güter gleichverteilt sind. Ein Beispiel dafür, das dem doch so ist zeigt sich im Gesundheitssektor, in welchem allen gesetzlich versicherten Patienten der gleiche gesetzlich festgelegte Leistungsumfang zusteht[51]. Ein Beispiel, dass nicht alle Güter gleich verteilt werden ist, dass die Einkommensverteilung nach dem Leistungsprinzip erfolgt, d.h. die angestrebten Resultate sind das Ergebnis eines persönlichen Bemühens, durch die der Handelnde einen Anspruch auf eine proportionale Entlohnung erwirbt[52].

5.2 Die sechs Verteilungskriterien nach C. Perelam

In diesem Sinne sollen nun kurz die 6 Verteilungskriterien des Philosophen C. Perelam aufgeführt werden, de eine Bandbreite der in der wissenschaftlichen Ethik und Ökonomie diskutierten Kriterien wiederspiegeln[53]. Allerdings sei zu anzumerken, dass dies nicht der Ort sein soll, die Kriterien ausführlich zu reflektieren – dies würde nicht dem eigentlichen Ziel dieser Arbeit entsprechen.

Anlehnend an die Annahme der Gleichverteilung des soeben dargestellten Ansatzes, ist das *erste Kriterium „Jedem das Gleiche"* nach Perelam zu nennen. Das Kriterium wird i.d.R. mit dem Konzept der Erfolgsgleichheit in Verbindung gebracht, d.h. jedes Gesellschaftsmitglied soll das gleiche persönliche Einkommen erhalten. Diese Interpretation ist jedoch nicht zwingend – das

---

[49] (vgl.: Varian, H., R., 2001, S. 551)

[50] (Varian, H., R., 2001, S. 551)

[51] Dieser Grundsatz ist heutzutage aus Gründen knapper Ressourcen immer mehr unter Einschränkungen zu betrachten.

[52] (vgl.: Hagel, J., 1993, S.259)

[53] (vgl. Hagel, J., 1993, S. 252)

Kriterium kann ebenso der Rechtfertigung des Konzeptes der Chancengleichheit dienen, d.h. die Ausgangsbedingungen und die Möglichkeiten, ein bestimmtes Einkommen zu beziehen, sind für alle Gesellschaftsmitglieder gleich verteilt.[54]

Nach dem *zweiten Kriterium „Jedem gemäß seiner guten Gesinnung"* ist die Einkommensverteilung proportional zu der Moralität der Menschen. Dieses Kriterium ist von daher weder für die Praxis noch ethisch zu rechtfertigen! Denn in der Realität ist lediglich das Handeln, nicht aber die wahre Gesinnung beobachtbar – ein Echtheitsbeweis für Moralität ist nur in ganz bestimmten Fällen zu erbringen.[55]

Das *dritte Kriterium „Jedem gemäß seinem Rang"* wurde bereits von Aristoteles als Verteilungsdevise der Oligarchen angeführt. Denn diese Ansicht läuft auf einen ethischen Partikularismus[56] hinaus, der mit dem individualistischen Ansatz der neoklassischen Wohlfahrtsökonomie nicht vereinbar ist. Das Kriterium wird von daher für die Verteilung von der Neoklassik klar abgelehnt[55].

Das *vierte Kriterium „Jedem gemäß des ihm durch Gesetz Zugeteilten"* ist positivistischer Art und „ist sowohl aus kognitivistischer wie dezisionistischer Sicht nicht akzeptabel" (Hagel, J., 1993, S.258). Das Kriterium erklärt nicht, warum das durch das Gesetz Zugeteilte gerecht sein soll.[57]

In dem *fünften Kriterium „Jedem gemäß seiner Leistung"* findet das Leistungsprinzip Anwendung, wenn es bei einer Handlung um das Erreichen bestimmte Resultate geht. Auf dieses Kriterium wurde bereits kurz eingegangen[57].

Das *sechste Kriterium „Jedem gemäß seiner Bedürftigkeit"* findet seine Anwendung in Situationen der Not und des Mangels. Gemäß den Kriterien der Selbstbestimmung ist zunächst jeder Mensch bestrebt, mit seinem persönlichen Einkommen seine eigenen Bedürfnisse zu befriedigen. Nach den österreichischen Grenznutzentheoretikern (und ihrer Werttheorie), ordnen die

---

[54] (vgl. Hagel, J., 1993, S. 253)

[55] (vgl. Hagel, J., 1993, S. 257)

[56] Par|ti|ku|la|ris|mus → „(meist abwertend) das Streben staatlicher Teilgebiete, ihre besonderen Interessen gegen die allgemeinen Interessen der übergeordneten staatlichen Gemeinschaft durchzusetzen"
(© Duden - Das Fremdwörterbuch. 7. Aufl. Mannheim 2001. [CD-ROM])

[57] (vgl. Hagel, J., 1993, S. 258)

Menschen ihre Bedürfnisse entsprechend ihrer Dringlichkeit und trachten bei gegebenen Einkommen diese sukzessive zu befriedigen.[58]

In der **marktwirtschaftlichen Ordnung** wird das Einkommen nach der jeweiligen Leistungsfähigkeit verteilt. „Wer nicht oder nur minder leistungsfähig ist, erzielt kein oder nur ein geringes Einkommen zur Bedürfnisbefriedigung."[59] Dies erfordert eine zentrale Koordination zur Verteilung der Güter, um jedem Gesellschaftsmitglied ein Existenzminimum, mit dem die dringlichsten Bedürfnisse befriedigt werden können, zu sichern.[58]

„Die primäre Einkommensverteilung, die sich aufgrund der leistungsorientierten Entlohnung der Produktionsfaktoren auf den Faktormärkten ergibt, ist so zu korrigieren, dass bei der sekundären Einkommensverteilung das Bedarfskriterium ausreichend mitberücksichtigt wird."[59]

Über bestimmte institutionelle und nicht-institutionelle Verfahrensweisen muß demnach in der Gesellschaft eine Umverteilung des Einkommens von den ökonomisch wohlhabenden Schichten zu den bedürftigen Schichten der Bevölkerung erfolgen.[60]

Die Verteilungskriterien nach Leistung und Bedürftigkeit „sind teleologisch in einer primären Begründung als solche zu rechtfertigen" und erscheinen durchaus operationalisierbar.[50]

Wie solche Verfahrensweisen beschaffen sein können, so dass zugleich die Effizienz in der Produktion gesichert und nicht übermäßig beeinträchtigt wird, soll in nachfolgenden Ausführungen kurz dargelegt werden:

---

[58] (vgl. Hagel, J., 1993, S. 261)

[59] (Hagel, J., 1993, S. 261)

[60] (vgl. Hagel, J., 1993, S. 261)

5.3 Der Trade-off zwischen dem Effizienz- und dem Verteilungsziel

Es gilt nun den *Trade-off* zwischen dem Effizienz- und dem Verteilungsziel näher zu reflektieren. Hierbei geht es um die sekundäre Begründung der beiden Verteilungskriterien nach Leistung und Bedürftigkeit. So verlangt das *Bedarfskriterium* eine gewisse Umverteilung des Volkseinkommens zugunsten von bedürftigen Menschen in der Gesellschaft zur Sicherung des Existenzminimums. Erfolgt allerdings eine Einkommensumverteilung bis hin zu einer Egalisierung aller Einkommen, so schwindet jeglicher Anreiz, einen persönlichen Beitrag zur Produktion des Wohlstandes zu leisten. Aufgrund der massiven Effizienzeinbußen würde dann der Wohlfahrt aller Gesellschaftsmitglieder ein großer Schaden zugefügt werden. Bei einer Verteilung nach dem *Leistungskriterium* würde hingegen ein ständiger Anreiz bestehen, die vorhandenen Ressourcen an Human-, Sach- und Geldkapital im Interesse der Allgemeinheit sinnvoll zu entfalten und zu aktivieren. Es handelt sich hierbei um eine sittlich gerechtfertigte Anreizfunktion, die nicht mit einer egoistischen Motivation gleichgesetzt werden darf.[61]

„Wie kann nun ein Kompromiss zwischen dem Leistungskriterium, das den Bedingungen für eine pareto-effiziente Allokation genügt, und dem Bedarfskriterium, das ein unerlässlicher Teil des Konzeptes der Verteilungsgerechtigkeit ist, im Rahmen der neoklassischen Wohlfahrtstheorie gefunden werden?"[62]

Aus ethischer Perspektive bietet es sich z.B. an, das Volkseinkommen so zu verteilen, dass zunächst „jeder gemäß dem Bedarfskriterium das zum Lebensunterhalt notwendige Einkommen erhält und das übrige Volkseinkommen gemäß dem Verdienstkriterium verteilt wird."[63] Demnach hätte das Bedarfskriterium bei der Befriedigung der menschlichen Grundbedürfnisse, mithin

---

[61] (vgl. Hagel, J., 1993, S. 263)

[62] (Hagel, J., 1993, S. 263)

[63] (Hagel, J., 1993, S. 264)

der Verwirklichung der niederen Werte Priorität und das Leistungskriterium für die Befriedigung der übrigen Bedürfnisse, also der Verwirklichung der höheren Werte. So wird das Volkseinkommen in ökonomischer Perspektive in einer primären Einkommensverteilung zunächst über den Marktkoordinationsmechanismus vollständig verteilt und erst sekundär über ein staatliches Transfersystem korrigiert. Um dem Kriterium einer Verteilung nach Bedürftigkeit in einer sozialen Marktwirtschaft gerecht zu werden, bedarf es mit unter der Einkommensumverteilung über monetäre aber auch reale Transfers. So verdienen die monetären Transfers vor den Sachtransfers den Vorzug, da erstere das Kriterium der Selbstbestimmung der Transferempfänger respektieren und gegenüber den Sachtransfers nur geringe allokative Verzerrungen verursachen.[64]

An dieser Stelle soll nun das Gedankenexperiment nach Hagel beendet und mit weiterführenden Überlegungen und Fragestellungen der Themenkomplex der Verteilungsgerechtigkeit abgeschlossen werden:

Aus den bisherigen Ausführungen geht hervor, dass das Verteilungsproblem ein Punkt ist, bei dem die einzelnen (gegensätzlichen) Individuen aufeinanderprallen. So ist eine weitgehende Homogenität der individuellen Wertungen gesellschaftlicher Zustände – bei relativ widerspruchsfreien Entscheidungen durch politische Abstimmung – kaum zu erhoffen, wenn es um Fragen der Umverteilung von Einkommen und Vermögen zwischen konkreten Personen geht.[65]

„Kann man unter diesen Umständen jemals erwarten, dass das Verteilungsproblem in einer grundsätzlich individualistisch organisierten Gesellschaft in einer Weise gelöst werden kann, die ihren Bestand ohne revolutionäre Umwälzungen in kürzeren oder längeren Zeitabständen sichert?"[66]

Und: „Ist es möglich, eine funktionsfähige gesellschaftliche Ordnung auf der Grundlage freiwilliger Vereinbarungen aller Mitglieder zu schaffen?"[66]

---

[64] (vgl. Hagel, J., 1993, S. 264)
[65] (vgl.: Sohmen, E., 1992, S. 369)
[66] (Sohmen, E., 1992, S. 369)

Wenn dem so ist, dass jedes Individuum gesellschaftliche Zustände ausschließlich nach rein egoistischen Gesichtspunkten beurteilt, so berechtigt die Analyse Arrows[67] und anderer zu keinem allzu ausgeprägten Optimismus![65]

6 Die politische Philosophie der Einkommensumverteilung

„Was sollte der Staat gegen die wirtschaftliche Ungleichheit unternehmen?"
(Mankiw, 1999, S. 462)

Zur Beantwortung dieser Frage reichen wirtschaftliche Analysen allein nicht aus, um über den Einsatz von bestimmten wirtschaftlichen Maßnahmen zu entscheiden. Aus diesem Grund ist es erforderlich, sich neben den ökonomischen Aspekten auch mit der politischen Philosophie zu befassen. Zu den drei wichtigsten Ansätzen des „zeitgenössischen Liberalismus" zählen der Utilitarismus, der egalitäre Liberalismus und der Liberalismus. Von diesen sollen nun die ersten zwei kurz aufgegriffen werden:
(vgl.: Mankiw, 1999, S.462)

6.1 Utilitarismus

Zu den Begründern des Utilitarismus zählen die englischen Philosophen Jeremy Benrath (1748-1832) und John Stuart Mill (1806-1873). Den Ausgangspunkt der Utilitaristen stellt der Begriff des Nutzens dar – der Grad des Glücks oder der Zufriedenheit, den eine Person aus ihren Lebensumständen erzielt. Der Nutzen ist ein Wohlfahrtsmaß und das oberste Ziel allen staatlichen und privaten Handelns. Das wesentliche Ziel des Staates besteht darin, die Summe der Nutzen aller Gesellschaftsmitglieder zu maximieren!

---

[67] Arrows versucht u.a. eine Aggregationsvorschrift zu formulieren, die eine Verschmelzung von individuellen Wahlentscheidungen zu einer gesellschaftlichen Entscheidung ermöglicht. (vgl.: Schernikau, F., 1992, S. 94)

Das Argument der Einkommensumverteilung basiert – nach Auffassung der Utilitaristen – auf der Annahme des *abnehmenden Grenznutzens*, d.h. mit steigendem Einkommen nimmt der Nutzen eines zusätzlichen Gutes einer Person ab. So stiftet beispielsweise wahrscheinlich ein Euro einer armen Person einen größeren zusätzlichen Nutzen als einer reichen Person.[68]

So sollte der Staat unter dem Gesichtspunkt der Maximierung des gesamten Nutzens versuchen, eine *gleichmäßigere Einkommensverteilung* zu erreichen. Eine vollständige Gleichverteilung der Einkommen wird aber auch hier abgelehnt, da sonst gegen eine der 10 volkswirtschaftlichen Regeln verstoßen werden würde, die da lautet: „Menschen reagieren auf Reize".[68]

Als Maßnahmen zur Einkommensumverteilung könnte der Staat z.B. eine Einkommensbesteuerung sowie ein System der sozialen Sicherung einführen. So würden Menschen mit hohem Einkommen hohe Steuern und Menschen mit einem geringen Einkommen geringe, ggf. keine Steuern zahlen oder gar Transfers erhalten.[68]

Allerdings werden durch Steuern Anreize verzerrt und Zusatzlasten verursacht.[69]

„Der utilitaristische Staat muß [demnach] die Gewinne einer größeren Gleichheit und die Verluste aufgrund verzerrter Anreize gegeneinander abwägen. Um den Grenznutzen zu maximieren, schreckt der Staat deshalb davor zurück, eine völlige Einkommensgleichheit in der Gesellschaft herbei zuführen."[70]

6.2 Der egalitäre Liberalismus – John Rawls

In dem Buch „A Theory of Justice" entwickelte der Philosoph John Rawls eine weitere Betrachtungsweise der Ungleichheit. Das Buch wurde 1971 erstmals veröffentlicht und wurde rasch zu einem Klassiker in der politischen Philosophie.

---

[68] (vgl.: Mankiw, N., G., 1999, S.463)

[69] (vgl.: Mankiw, N., G., 1999, S.464)

[70] (Mankiw, N., G., 1999, S.464)

Das Leitmotiv Rawls` bestand darin, dass Institutionen, Gesetze und politische Maßnahmen in einer Gesellschaft gerecht sein sollten, so dass er die Frage formulierte, wie die Gesellschaftsmitglieder, jemals Einigkeit darüber erzielen können, was Gerechtigkeit bedeutet. Hintergrund dessen ist die Überlegung, dass der Standpunkt jeder Person unvermeidlich auf ihren besonderen Lebensumständen gründen könnte[69] – „ob sie mehr oder weniger talentiert ist, fleißig oder faul, mehr oder weniger gebildet, ob sie in eine wohlhabende oder eine arme Familie hineingeboren wurde"[70].

Wie könnte jemals objektiv festlegt werden, wie eine gerechte Gesellschaft aussehen soll? Zur Beantwortung dieser Frage schlägt Rawls folgendes Gedankenexperiment vor:
Alle Menschen kommen vor der Geburt zusammen, um die Regeln des Zusammenlebens in der Gesellschaft zu gestalten[71]. Zu diesem Zeitpunkt kennt niemand seinen späteren tatsächlichen Platz in der Gesellschaft, ebensowenig aber auch „"seine relativen Chancen in der Verteilung natürlicher Reichtümer und persönlicher Begabung, wie Intelligenz, Körperkraft usw.""[72] Die Menschen befinden sich nach Rawls in einem „Urzustand" hinter einem „Schleier des Nichtwissens". In diesem Urzustand sind die Menschen (nach Rawls) in der Lage, gerechte Regeln des Zusammenlebens in der Gesellschaft festzulegen, da sich jeder überlegt, wie sich die Regeln für jeden einzelnen auswirken würden.
So fragt Rawls u.a. welche Einkommensverteilung eine Person als gerecht ansehen würde, wenn sie nicht wüsste, ob sie schließlich am oberen Ende, unteren Ende oder in der mittleren Verteilung landen würde?
So wäre im Urzustand jede Person besonders über die Möglichkeit besorgt sich, sich am unteren Ende der Einkommensverteilung wiederzufinden. Die Gestaltung staatlicher Maßnahmen sollte von daher darauf abzielen, die Wohlfahrt der am schlechtesten gestellten Person zu erhöhen. Anstatt den Nutzen aller Gesellschaftsmitglieder zu erhöhen (wie es die Utilitaristen tun würden), sollte vielmehr der geringstmögliche Nutzen maximiert werden. Diese Regel wird auch als *Maximim-Kriterium* bezeichnet. Dieses Kriterium rechtfertigt staatliche

---

[71] (vgl.: Mankiw, N.G., 1999, S.465)

[72] (Rawls, 1971, zit. nach: Sohmen 1992, S.370)

Maßnahem, die darauf abzielen die Einkommensverteilung gleichmäßiger zu gestalten. Durch den Einkommenstransfer von den Reichen zu den Armen erhöht die Gesellschaft die Wohlfahrt der am schlechtesten gestellten Personen. Allerdings hätte die Anwendung des Maximum-Kriteriums keine völlig egalitäre Gesellschaft zur Folge. Denn würde der Staat eine vollständige Gleichverteilung des Einkommens versprechen, so hätten die Menschen keinen Anreiz mehr, hart zu arbeiten. „Das gesamte Einkommen der Gesellschaft würde beträchtlich sinken, so dass sich die Lage der am schlechtesten gestellten Personen verschlechtern würde." Von daher lässt das Maximum-Kriterium Einkommensdisparitäten (-ungleichheiten) zu, um so die Arbeitsanreize zu steigern und die Fähigkeit der Gesellschaft zu erhöhen, den Armen zu helfen.[73]

Rawls unterscheidet in diesem Sinne zwei allgemeine Grundsätze, die aus einer „ursprünglichen Situation" hervorgehen könnten: (1) das *„Freiheitsprinzip"* und (2) das *„Differenzprinzip"*. Ersteres besagt, dass jedem Individuum maximale Freiheit gebührt, soweit sie nicht mit der ebenso weitgehenden Freiheit anderer vereinbar ist. Nach dem zweiten Prinzip wird soziale und ökonomische Ungleichheit nur soweit zugelassen, als man erwarten kann, dass sie allen Mitgliedern der Gesellschaft zum Vorteil gereicht. Hierunter verbirgt sich die Vermutung, dass ökonomische Anreize einerseits unerlässlich sind, um einen Menschen zu besonderen Leistungen anzuspornen, andererseits aber auch die übrige Gesellschaft von solchen Leistungen profitiert[74].

Allerdings bleibt die Theorie Rawls` von Kritik nicht ganz unberührt. Denn aus der „ursprünglichen Situation" folgt keineswegs zwingend, dass das Maximinprinzip als die einzig mögliche oder auch nur plausibelste Verhaltensweise repräsentativer, rational handelnder Individuen angesehen werden müsste. Denn bei der Maximinstrategie handelt es sich lediglich um die vorsichtigste, absolut risikoscheue von allen denkbaren Verhaltensweisen. Es ist von daher anzunehmen, dass ein rationales Individuum in einer derartigen Situation nicht ausschließlich die Maximierung der nach seiner Einschätzung ungünstigsten

---

[73] (vgl.: Mankiw, N.G., 1999, S.465)

[74] (vgl. Sohmen, E., 1992, S.370f.)

Position in der gesellschaftlichen Hierarchie anstreben würde, sondern auch eine Bewertung aller anderen gesellschaftlichen Positionen ins Kalkül ziehen würde.[75] Dennoch dürfte davon auszugehen sein, dass Risikoscheu und der Wille zum Überleben unübersehbare Charaktermerkmale der Mehrheit aller Menschen sind. So implizieren beide Eigenarten, „dass ein Individuum im Regelfall bestrebt sein wird, auch eine geringe Chance eines Lebens in drückender materieller Armut nach Möglichkeit auszuschließen."[76] Aus diesem Grunde kann geschlussfolgert werden, dass von der Gesellschaft ein befriedigendes „Sicherheitsnetz" in Form von Sozialversicherung und sozialer Fürsorge geschaffen werden sollte, um ein Abdriften einzelner ihrer Mitglieder in drückende oder gar lebensbedrohende Armut zu verhindern[77].

---

[75] (vgl. Sohmen, E., 1992, S.372)

[76] (Sohmen, E., 1992, S.376)

[77] (vgl. Sohmen, E., 1992, S.376)

7 Fazit

Die Leitfrage dieser Arbeit bestand darin, ob die Allokation der Ressourcen, wie sie durch freie Märkte geschieht[14], letztlich wünschenswert ist oder nicht und ob (staatliche) Maßnahmen zu einer Verbesserung der gesamtgesellschaftlichen Wohlfahrt führen oder nicht.

Unter Annahme eines Marktgleichgewichtes bei vollständiger Konkurrenz ist nach dem 1. Hauptsatz der Allokationstheorie jedes Wettbewerbsgleichgewicht paretoeffizient, was lediglich impliziert, dass bei keinem Gesellschaftsmitglied eine Wohlstandssteigerung ohne gleichzeitige Wohlstandsminderung bei anderen Gesellschaftsmitgliedern möglich ist[38]. Der Begriff der Pareto-Effizienz trennt von daher die beiden Konzepte der Allokation und Distribution. Während die Allokation auf die rein effiziente Verteilung von Produktionsfaktoren ausgerichtet ist, so bezieht die Distribution neben effizienten auch Verteilungskriterien ein, die eine gerechte Ressourcenverteilung anstreben. So sagt eine pareto-optimale Verteilung von Produktions- und/ oder Einkommensverhältnissen nichts darüber aus, ob die Güter gerecht bzw. gleich verteilt sind. So kann ein Marktgleichgewicht pareto-effizient sein, die Verteilung hingegen extrem ungleich[24]!

Doch da stellt sich die Frage, nach welchen Kriterien eine gerechte Verteilung erfolgen würde. Diesbezüglich gibt es in der Literatur zahlreiche Ansätze, die sich auf unterschiedlichste Annahmen stützen. So sollte im Sinne des Utilitarismus die Aufgabe des Staates darin bestehen, die Summe der Nutzen aller Gesellschaftsmitglieder zu maximieren[85]. Rawls vertritt die Auffassung, dass staatliche Maßnahmen eher darauf abzielen sollten, die Wohlfahrt der am schlechtesten gestellten Personen zu erhöhen[94].

Doch ist es wirklich möglich effiziente und zu gleich gerechte Verteilungsverhältnisse zu schaffen, in einer Gesellschaft in der die individuelle Wohlfahrt stets (Ausnahme: altruistisches Verhaltensweisen) vor der gesamtgesellschaftlichen Wohlfahrt steht? Liegt es vielleicht vielmehr in den Menschen selbst begründet, warum dieses Verteilungsproblem so schwierig zu lösen ist?

Es ist wohl davon auszugehen, dass es eher unrealistisch ist, zu glauben, in einer freien oder sozialen Marktwirtschaft eine absolut gerechte und dabei noch effiziente Ressourcenallokation bei knappen Gütern zu erreichen. Dem widerspricht allein die Tatsche des Marktversagens wie auch die Überlegung eines rein egoistischen, auf sich bedacht handelnden Individuums.

Wenn es denn dann nicht möglich sein sollte, einen Zustand fairer Allokation zu erreichen, so sollte nach Rawls versucht werden, ein „Sicherheitsnetz" zu schaffen, um ein Mindestmaß an sozialen Wohlstand aller Gesellschaftsmitglieder zu sichern.

Literaturverzeichnis

Alheim, Michael; Rose, Manfred: Messung individueller Wohlfahrt. Springer Verlag: Berlin Heidelberg New York Tokyo 1992.

Blohm, Dieter: Wohlfahrtsökonomie. Gabler Verlag: Wiesbaden 1991.

Hagel, Joachim: Effizienz und Gerechtigkeit. Ein Beitrag zur Diskussion der ethischen Spekte in der neoklassischen Wohlfahrtstheorie. Nomos Verlagsgesellschaft: Baden-Baden 1993.

Fritsch, Michael; Wein, Thomas; Ewers, Hans-Jürgen: Marktversagen und Wirtschaftspolitik. Mikroökonomische Grundlagen staatlichen Handelns. Verlag Franz Vahlen: München 2001.

Leidl, Reiner: Der Effizienz auf der Spur: Eine Einführung in die ökonomische Evaluation. In: Schwartz et. Al.: Das Public Health Buch. Gesundheit und Gesundheitswesen, München-Jena 2003, S. 2.

Kötter, Rudolf: Distributive Gerechtigkeit und Wohlfahrt – Zum Grundproblem einer utilitaristischen Ethik und Wohlfahrtsökonomie. In: Gijsel, Peter et. Al.: Jahrbuch 2 Ökonomie und Gesellschaft. Wohlfahrt und Gerechtigkeit. Regensburg 1984, S.82.

Mankiw, N. Gregory: Grundzüge der Volkswirtschaftslehre. Schäffer-Poeschel Verlag. Stuttgart 1999.

Rathje, Eckhardt: Der Patient im Spannungsfeld zwischen Effizienz und Gerechtigkeit. Verlag W. Kohlhammer: Stuttgart Berlin Köln 2001.

Rawls, J.: A Theory of Justice. Cambridge, Mass 1971
  Sohmen, Egon: Allokationstheorie und Wirtschaftspolitik. J.C.B. Mohr (Paul Siebeck) Tübingen: Tübingen 1992.

Schernikau, Frank: Zur Verbindung von Ethik und Ökonomie am Beispiel der Wohlfahrtstheorie. Ein dogmatischer Abriß von Adam Smith bis in die Gegenwart unter besonderer Berücksichtigung kardinaler Messbarkeit und interpersoneller Vergleichbarkeit. Verlag Peter Lang: Frankfurt am Main 1992.

Sohmen, Egon: Allokationstheorie und Wirtschaftspolitik. J.C.B. Mohr (Paul Siebeck) Tübingen: Tübingen 1992.

Varian, Hal, R.: Grundzüge der Mikroökonomik. Oldenbourg Wissenschaftsverlag: München 2001.

Internetquellen

Prof. Dr. Ralph Anderegg (Themasteller dieser Diplomarbeit, Köln 1999): Die Wohlfahrtstheorie auf der Grundlage kardinaler Messbarkeit und interpersoneller Vergleichbarkeit von Nutzen – unter besondere Berücksichtigung des klassischen Utilitarismus.
http://www.utilitarismus.de/Diphneu.htm (Stand: 04.11.2003.)

Stichwort: Allokation, Distribution (unter www.google.de):
  www.iew.unizh.ch/study/courses/ws0203/242/syllabus/Folien5-vier.pdf
  (Stand: 01.12.2003.)

CD-Rom-Quellen

Partikularismus. In: © Duden - Das Fremdwörterbuch. 7. Aufl. Mannheim 2001.

Anhang

1. Beispiel 1: Ordinale Messbarkeit des Nutzens

„Wenn sich eine Hausfrau für [30 Euro][78] einen blauen Rock kauft, dann muß ihr dieser Rock offenbar einen höheren Nutzen stiften als der Besitz der [30 Euro], denn sonst hätte sie ihn ja nicht gekauft. Zieht die Hausfrau dabei den blauen Rock einem roten Rock vor, obwohl kein Preisunterschied besteht, dann stiftet ihr der blaue Rock einen höheren Nutzen als der rote Rock. Hätte sie auch den roten Rock für [30 Euro] gekauft, wenn der blaue nicht verfügbar gewesen wäre, dann ergibt sich folgende (Rang-) Ordnung nach der Nutzenhöhe:

1. = Nutzen von [30 Euro] Bargeld,
2. = Nutzen des roten Rocks,
3. = Nutzen des blauen Rocks."[79]

7 Beispiel 2: Kardinale Messbarkeit des Nutzens

„In einer Gesellschaft von 100 Individuen erfahren durch eine Maßnahme 99 einen Nutzenzuwachs, eines eine Nuteneinbuße. Hier liegt die Versuchung nahe, von einer wohlstandssteigernden Maßnahme zu sprechen. Bei der Möglichkeit einer kardinalen Nutzenmessung könnte sich aber herausstellen, dass der Nuten der 99 um je eine Nutzeneinheit zugenommen hat, der Nutzen des einen aber um 109 Nuteneinheiten abgenommen hat. Dies wird durch folgende Überlegung ganz deutlich: Wenn ein außenstehender Beobachter bei der erwähnten Gesellschaft von 100 Individuen genau sehen kann, dass 99 einen Geldbetrag in ihre Brieftasche gesteckt bekommen und dass dem Hundertsten aus seiner Brieftasche ein Geldbetrag entnommen wird, dann kann dieser Beobachter anschließend auch nicht sagen, ob diese Gesellschaft nun über mehr oder weniger Bargeld als vorher verfügt, wenn er nicht imstande war, die genauen Beträge bei jedem einzelnen mitzuzählen.

---

[78] umgeändert von ursprünglich nach Blohm 69,- DM auf 30 Euro

[79] (Blohm, D., 1991, S.8)

Leider weisen fast alle wirtschaftspolitischen Maßnahmen in einer Gesellschaft positive und negative individuelle Wohlfahrtseffekte auf, so dass eine Beurteilung dieser Maßnahmen für den Wohlfahrtsökonomen damit unmöglich ist."[80]

Eidesstattliche Erklärung

Ich erkläre an Eides Statt, dass ich die vorliegende Arbeit selbständig und ohne Benutzung anderer als der angegebenen Hilfsmittel angefertigt habe. Die aus fremden Quellen direkt oder indirekt übernommenen Gedanken habe ich als solch kenntlich gemacht.

Neubrandenburg, 02.12.2003

---

[80] (Blohm, D., 1991, S.8)

BEI GRIN MACHT SICH IHR WISSEN BEZAHLT

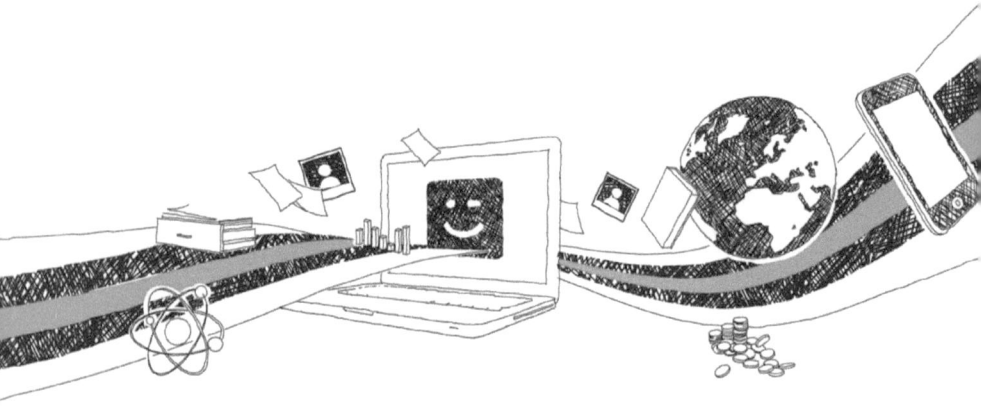

- Wir veröffentlichen Ihre Hausarbeit, Bachelor- und Masterarbeit

- Ihr eigenes eBook und Buch - weltweit in allen wichtigen Shops

- Verdienen Sie an jedem Verkauf

Jetzt bei www.GRIN.com hochladen und kostenlos publizieren

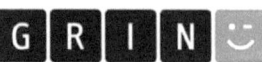